ISSN 0371-327X

SITZUNGSBERICHTE DER SÄCHSISCHEN AKADEMIE
DER WISSENSCHAFTEN ZU LEIPZIG

Mathematisch-naturwissenschaftliche Klasse
Band 116 · Heft 5

HANS DRISCHEL

NEUES ÜBER DIE PUPILLE

Mit 26 Abbildungen

AKADEMIE-VERLAG · BERLIN
1983

ISSN 0371-327X

SITZUNGSBERICHTE DER SÄCHSISCHEN AKADEMIE DER WISSENSCHAFTEN ZU LEIPZIG

Mathematisch-naturwissenschaftliche Klasse
Band 116 · Heft 5

HANS DRISCHEL

NEUES ÜBER DIE PUPILLE

Mit 26 Abbildungen

AKADEMIE-VERLAG · BERLIN
1983

Vorgesehen für den Vortrag in der Sitzung am 16. Mai 1980
Manuskript eingereicht am 9. Oktober 1981
Druckfertig erklärt am 11. 4. 1983

Erschienen im Akademie-Verlag, DDR - 1086 Berlin, Leipziger Straße 3—4

Lizenznummer: 202 · 100/504/83
Printed in the German Democratic Republic
Gesamtherstellung: VEB Druckhaus „Maxim Gorki“, 7400 Altenburg
LSV 2015
Bestellnummer: 763 215 2 (2027/116/5)
DDR 4,— M

Die Pupille gibt es eigentlich gar nicht; sie stellt das Sehloch unseres Auges dar, die Blendenöffnung, durch welche die Lichtstrahlen aus der Umwelt in das kameraartige Sehorgan einfallen, durch die Linse gebrochen und schließlich auf der Netzhaut vereinigt und abgebildet werden. Existent ist hingegen die Iris, die Regenbogenhaut, eine vor der Linse gelegene Lochscheibe, die ihre Aufgabe als Aperturblende dadurch erfüllen kann, daß sie auf der Rückseite von einer stark melaninhaltigen, tiefschwarzen Pigmentschicht bedeckt ist. Auch die Vorderfläche der Iris enthält mehr oder weniger reichlich Pigment, was die graue, blaue oder braune Tönung bedingt. Im Irisgewebe liegen die glatten Muskeln, deren Kontraktionsgrad in antagonistischer Weise die aktuelle Pupillenweite bestimmt: der das Sehloch zirkulär umfassende Ringmuskel oder Pupillenverengerer (Sphincter), der wesentlich kräftiger ausgebildet ist, und die radiär angeordneten schwächeren Muskelbündel des Pupillenerweiterers (Dilatator).

Die Iris des menschlichen Auges nimmt ihre Rolle als automatisch veränderliche, sich der einwirkenden Beleuchtungsstärke anpassende Blende wahr, indem sie sich bei deren Zunahme verengert, bei Abnahme erweitert. Die Extremwerte des Pupillendurchmessers liegen bei etwa 2 mm und 8 mm. Da aus physikalischen Gründen die Leuchtdichte auf der Netzhaut und die jeweilige Pupillenfläche einander proportional sind, können die retinalen Beleuchtungsstärken im Verhältnis von $8^2 : 2^2 = 16 : 1$ durch die Pupillomotorik geregelt werden. Die im täglichen Leben vorkommenden Schwankungen der Gesichtsfeldleuchtdichte gehen aber weit über diesen Betrag hinaus und können leicht Werte von 100 : 1 bzw. 1000 : 1 annehmen. Die deshalb notwendige weitergehende Hell-Dunkel-Anpassung, auch Adaptation genannt, die viele Zehnerpotenzen überstreichen kann und die erstaunliche Empfindlichkeit der Netzhaut bei Dunkelheit bedingt, erfolgt teils durch neurale, vorwiegend aber durch zeitfordernde biochemische Reaktionen, d. h. durch Veränderung der Sehfarbstoffe.

Man unterscheidet die Pupillen„statik" und die Pupillen„dynamik". Die über einen längeren Zeitraum aufrechterhaltene Ruheweite der Pupille, der statische Gleichgewichtszustand, ist außer von den Beleuchtungsverhältnissen von zahlreichen vegetativ-endokrinen Einflüssen innerhalb des Organismus abhängig. Der Arzt hat schon immer bei Vergiftungszuständen die Pupillenweite beachtet und diagnostische Schlüsse daraus gezogen; bei der Überwachung jeder Narkose ist für den Anaesthesisten neben Atmungs- und Kreislauffunktion die Kontrolle der Pupille entscheidend. Viele Arzneimittel, insbesondere diejenigen mit neurovegetativer Wirkung sowie viele Psychopharmaka, nehmen Einfluß auf die statische Pupillenweite entweder im Sinne einer Verengerung oder Erweiterung. Im Venedig des 16. Jahrhunderts wurde *Atropa belladonna* (die Tollkirsche) kosmetisch verwendet, um die Pupillen künstlich zu vergrößern; Jugend und Erregung erweitern die Pupille, Alter und Langeweile verengern sie. Atropin ist auch heute noch ein häufig verwendetes Medikament mit allgemein parasympathisch-lähmender Wirkung.

Die Pupillen„dynamik" betrifft relativ kurzfristig ablaufende Änderungen der Pupillenweite. Der Arzt prüft den Lichtreflex der Pupille, ihre Reaktion auf Lichteinfall, indem er von der Seite her plötzlich eine Taschenlampe auf das Auge führt und die Raschheit und Ausgiebigkeit der daraufhin erfolgenden Verengerung des Sehloches beobachtet. Die Pupille verengert sich ebenfalls infolge entsprechender zentralnervöser Verschaltungen beim Sehen in die Nähe: Diese Konvergenzreaktion wird getestet durch geradliniges Heranführen des Zeigefingers bis zum Nahpunkt des Auges. Beide Methoden sind unerläßlicher Bestandteil der allgemeinen ärztlichen Grunduntersuchung eines jeden Patienten.

Überlagert werden statisches und dynamisches Verhalten der Iris durch relativ kurzzeitige Einflüsse auf die Pupillenweite, die vom sogenannten limbischen System — phylogenetisch alte Teile des Vorderhirns, zwischen Hirnstamm und Neokortex gelegen — sowie vom Zwischenhirn und Hypothalamus ausgehen. Hier liegen verhaltenssteuernde Strukturen, die wahrscheinlich auch den Sitz unserer Gefühle darstellen. Pupillenerweiterung findet sich bei akuten Streßreaktionen, bei Konfrontation mit einer neuen, unerwarteten Situation, bei heftigem Erschrecken, bei Schmerz, aber auch bei freudiger Überraschung, zorniger Enttäuschung usw. Eng werden die Pupillen meist bei vielen unlustbetonten Affektreaktionen, bei unangenehmen, negativen und ekelhaften Erlebnissen. Nicht selten führen Emotionen zu phasenhaften Verläufen der Iriseinstellung. So wird die Pupille zum „Fenster der Seele". Auch DARWIN hat sich im Zusammenhang mit den Ausdrucksreaktionen der Tiere damit befaßt.

Es sollen zunächst kurz einige neuere Erkenntnisse über das den Pupillenreaktionen zugrunde liegende neuromuskuläre Substrat dargeboten werden, also über die Lichtsinnesempfänger oder Photorezeptoren der Netzhaut, über die Verschaltungen im Zentralnervensystem und über die Erfolgsorgane, das sind die glatten Muskelfasern der Iris. Im Anschluß daran werden folgende drei Hauptkapitel behandelt:

1. Die Pupillographie, d. h. die graphische Aufzeichnung der Lichtreaktionen der Iris, als objektive Untersuchungsmethode von Netzhautsinnesfunktionen.
2. Der Pupillarmechanismus als selbsttätiger Lichtintensitätsregler — ein Beispiel für einen biologischen Regelapparat.
3. Die Pupillokinetik als empfindlicher Indikator für Belanceschwankungen im vegetativen Nervensystem.

Zunächst also einiges zu Bau und Funktion des Pupillarapparates. Grobe Übersicht über das hier behandelte System: (Abb. 1)

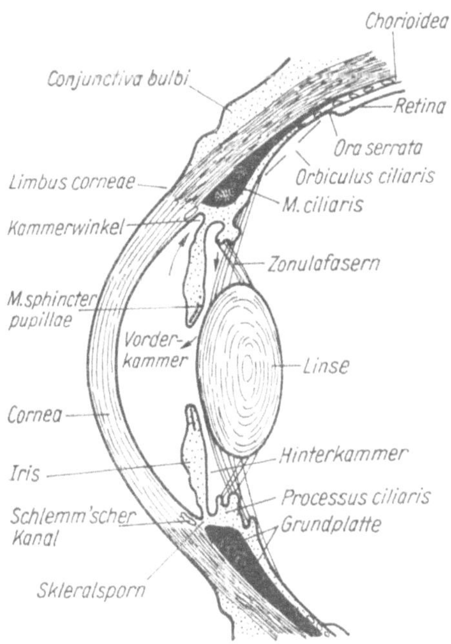

Abb. 1. Der vordere Teil des menschlichen Auges im Schnitt

Beim Lichtreflex der Iris handelt es sich um einen typischen „Fremdreflex" im Sinne des deutschen Reflexologen Hofmann: Rezeptoren und Effektoren liegen an verschiedenen Orten und wirken funktionell nicht — wie beim Eigenreflex — unmittelbar aufeinander ein. Die lichtempfindlichen Zapfen und Stäbchen liegen in der Netzhaut. Effektoren sind Sphincter und Dilatator in der Iris. Es handelt sich um einen polysynaptischen Reflexbogen, bei welchem mehr als eine Übertragungsstelle (Synapse) durchschritten wird; er besteht aus mehr als zwei Neuronen.

In den letzten 10 Jahren ist durch Elektronen- und Rasterelektronenmikroskopie viel Neues über den Feinbau von Zapfen und Stäbchen bekannt geworden, so daß wir ein vertieftes Verständnis auch für die Funktion dieser Elemente gewonnen haben. Hiervon soll aber nicht im Detail die Rede sein, da die Morphologie dieser Strukturen keinen Hinweis zu der Frage liefert, ob Identität oder Unterschiede von visuellen und pupillomotorisch wirksamen Einheiten vorliegen.

Hingegen sollen einige Worte zur Feinstruktur der Irismuskeln gesagt werden. Die Irismuskulatur besteht beim Menschen aus glatten Muskelfasern,

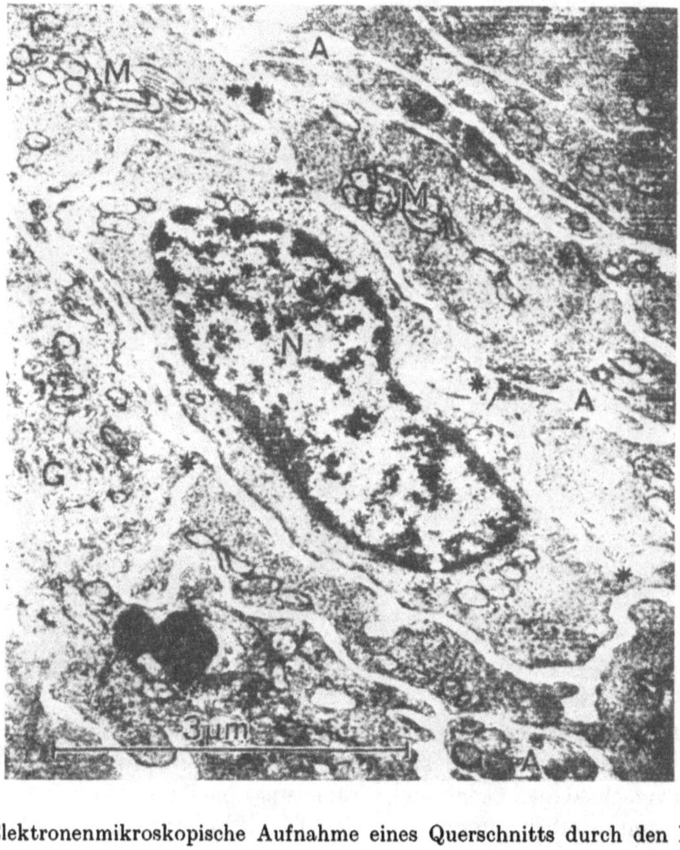

Abb. 2. Elektronenmikroskopische Aufnahme eines Querschnitts durch den Musculus spincter der menschlichen Iris (20000fach). * Kontaktstellen zwischen den Muskelfasern, N Zellkern, M Mitochondrien (aus DIETRICH)

während bei Vögeln quergestreifte Fasern zu beobachten sind. Die glatten Irismuskeln zeigen gegenüber anderen glatten Muskelfasern im menschlichen Körper (z. B. in der Darm- und Blutgefäßwand) jedoch einige Besonderheiten. Die Muskelzellen, insbesondere die des Sphincters, enthalten auffallend reichlich Glykogen, zahlreiche Mitochondrien und ein gut entwickeltes sarkoplasmatisches Retikulum. Bei den Myofilamenten, das sind die eigentlichen kontraktilen fadenförmigen Elemente, ist am häufigsten vertreten die Größenklasse von 5—7,5 nm Durchmesser, von mittlerer Häufigkeit die von 15—20 nm und seltener sind die dazwischen liegenden Durchmessergrößen. Am auffälligsten ist aber (auch hier wieder besonders prominent beim Sphincter) die außerordentliche Häufigkeit von Kontaktstellen zwischen den einzelnen Muskel-

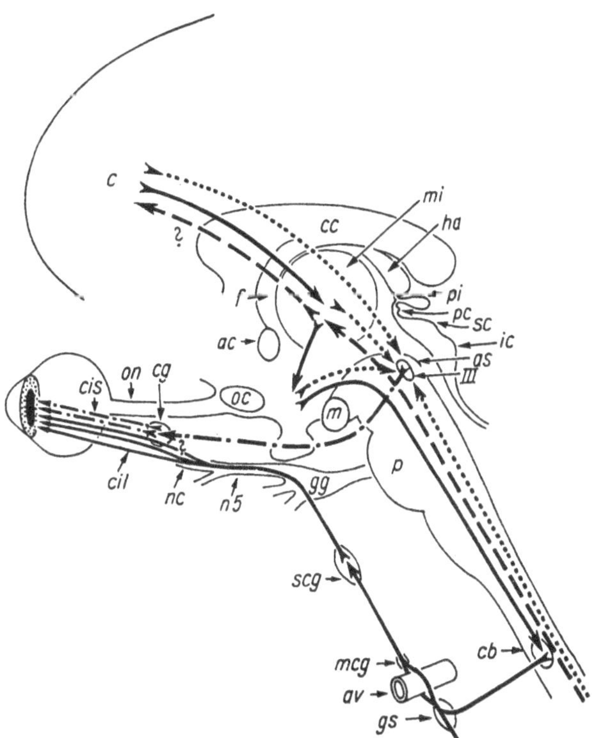

Abb. 3. Schematische Darstellung des Säugetierhirnstamms in sagittaler Ansicht (efferente Anteile der Pupillenbahn). Durchzogene Linien: efferente zentrale sympathische Bahn; c Hirnrinde, cb Centrum ciliospinale, scg Ganglion cervicale superior. Strichpunktierte Linie: efferente parasympathische Bahn; III Oculomotorius-Kern (parasympathischer Anteil), cg Ganglion ciliare (aus LOEWENFELD)

fasern, wie sie sonst nicht bei anderer glatter Muskulatur vergleichbar zu beobachten ist. Man unterscheidet Kontaktstellen mit einer Spaltbreite von 13 nm mit verdichteter Zellmembran, außerdem den sogenannten Nexus mit 2,5 nm Breite. Im Durchschnitt entfallen, räumlich berechnet, 2 Kontakte auf 3 Zellen. Die Bedeutung dieser Kontaktstellen ist noch unklar: handelt es sich dabei um rein mechanische Anheftungen, um Zonen des interzellulären Stoffaustausches, um elektrische Koppelung an den Muskelfasermembranen? Vielleicht sind die hohe Reaktionsbereitschaft, das einheitliche Gesamtverhalten und die relativ hohe Kontraktionsgeschwindigkeit — insbesondere des Sphinctermuskels — dadurch bedingt.

Noch ein Wort zur Frage der vegetativen Innervation der Irismuskeln! Die bereits früher aufgrund von pharmakologischen Experimenten an isolierten Irismuskeln geäußerte Ansicht, daß beide Muskeln — also sowohl der Sphincter wie der Dilatator — von beiden Anteilen des vegetativen Nervensystems, d. h. sympathisch wie parasympathisch versorgt sind, hat sich in jüngerer Zeit bestätigen lassen. Elektronenmikroskopische Befunde über die Feinstruktur der Synapsen, der kolbenförmigen Endauftreibungen der terminalen Nervenfäserchen bei Übergang auf die Muskelfasern, zeigen, daß an beiden Muskeln Synapsen sowohl mit granulierten wie mit leer ausschauenden Bläschen endigen. In den Bläschen oder Vesikeln an der Basis der Synapsen sind die Überträgersubstanzen gespeichert, die bei Erregung in den Synapsenspalt abgegeben werden. Die granulierten Bläschen enthalten die Überträgerstoffe des Sympathikus, die leeren die des Parasympathikus, also Acetylcholin. Trotzdem muß festgestellt werden, daß der wichtigere und kräftiger ausgebildete Pupillenverengerer hauptsächlich parasympathischem Einfluß untersteht, während der radiär angeordnete, schwächere Erweiterer nur eine modulierende Wirkung ausübt.

1. Pupillographie als objektive Untersuchungsmethode von Sinnesfunktionen

Den Bestrebungen der experimentellen Grundlagenforschung auf dem Gebiete der Sinnesphysiologie folgend, macht sich auch in der Klinik der Trend bemerkbar, von sogenannten „subjektiv“-sinnesphysiologischen (besser: sinnespsychologischen) Verfahren fortzukommen und zu „objektiven“ Methoden zu gelangen. Bei subjektiver Untersuchung der Sinnesorgane ist der Mensch als Empfindungen beurteilendes, vergleichendes, darüber berichtendes Wesen eingeschaltet; diese Methoden haben bekannte Nachteile sowie Irrtums- und Täuschungsmöglichkeiten. Bei objektiven Verfahren, z. B. der objektiven Sehschärfebestimmung in der Ophthalmologie, der objektiven Audiometrie mittels sogenannter ausgelöster Potentiale in der Otologie usw. wird von objektiv feststellbaren Begleiterscheinungen der Sinneserregung, z. B. elektrischen Potentialschwankungen, biochemischen Veränderungen, Reaktionen, Reflexen usw. ausgegangen, um unabhängig von der Meinung des Untersuchten zu Ergebnissen zu gelangen. In diesem Sinne können auch die Pupillenreaktionen eingesetzt werden, die mittels der Pupillographie, d. h. der graphischen Registrierung der Pupillenreflexe eine objektive Erfassung gestatten.

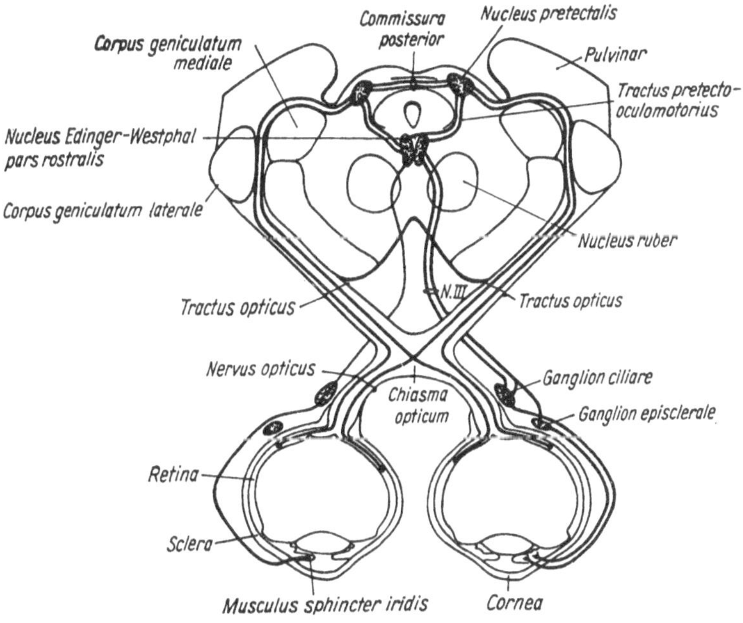

Abb. 4. Afferente Bahn und efferente parasympathische Bahn des pupillaren Lichtreflexes (aus CROSBY, HUMPHREY und LAUER)

Das Pupillensystem ist gewissermaßen ein „Nebenausgang" des visuellen Systems, der nach der Netzhaut abzweigt. Man kann davon ausgehen, daß die Eigenschaften der Netzhaut bei geeigneter Versuchsdurchführung zumindest zum Teil aus den Pupillenreaktionen ablesbar werden. Die „phasische" Antwort der Iris auf kurze Lichtblitze erscheint dazu geeignet, aber auch die Bestimmung des statischen Verhaltens der Pupillenweite. Dabei ist folgendes zu berücksichtigen:

1. Nur Teile des visuellen Systems einschließlich der zentralnervösen Verarbeitung der Sehreize sind mit dem Pupillarapparat identisch; die Abzweigung geschieht bereits vor Erreichen des seitlichen Kniehöckers. Man kann

also in den Pupillenantworten bestenfalls die Eigenschaften der Netzhaut wiedererkennen.

2. Da das Pupillensystem zusätzliche eigene Elemente enthält, welche die auf die Netzhaut eintreffenden Signale gegenüber der Verarbeitung der Seheindrücke vor allem in zeitlicher Hinsicht beträchtlich verformen können, muß man beim Rückschluß auf die input-Signale Vorsicht walten lassen. Dies gilt z. B. für die relativ große Trägheit der glatten Irismuskeln, für die Asymmetrie von Licht- und Dunkelreaktion der Iris usw. Trotzdem kann

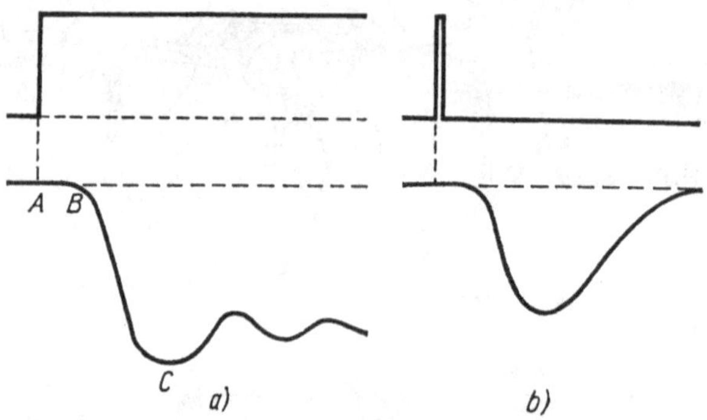

Abb. 5. Sprung- und Impulsantwort der Pupille

gezeigt werden, und dies wird an einigen Beispielen verdeutlicht werden, daß bestimmte Netzhauteigenschaften mit Hilfe der Pupillenreaktion objektiv untersucht werden können. Dabei wird sich durch Indizien erweisen, daß visuelle und pupillomotorisch wirksame lichtempfindliche Elemente der Retina — wie schon lange vermutet wurde — offenbar identisch sind.

Zur Ermittlung der Empfindlichkeit bzw. der Schwelle des Pupillensystems appliziert man Lichtsprünge oder -impulse. Abbildung 5 zeigt die Antwort auf schwellennahe Reize dieser Art. In beiden Fällen erfolgt zunächst eine rasche, im wesentlichen durch Sphinkterkontraktion verursachte Verengung, die von einer langsame Wiedererweiterung gefolgt wird; bei der Impulsantwort auf den Ausgangswert, bei der Sprungantwort auf einen neuen steady-state-Wert.

Das Ergebnis einer solchen Schwellenmessung ist die in Abbildung 6 dargestellte Dunkeladaptationskurve des menschlichen Auges (obere Kurve, Kreise). Der Vergleich mit der subjektiv gewonnenen unteren Kurve (Punkte) zeigt, daß beide Verläufe prinzipiell übereinstimmen: Während der ersten Minuten der Helladaptation erfolgt zunächst eine rasche Empfindlichkeitszunahme, in der 5. bis 6. Minute wird der sogenannte Kohlrauschsche Knick durchlaufen, an den sich dann eine zweite Phase der Empfindlichkeitssteigerung anschließt.

Nach etwa 30 bis 40 Minuten ist der Endzustand der Adaptation erreicht. Der erste Teil der Kurve bis zum KOHLRAUSCHknick wird der Zapfenadaptation, der zweite Teil der Stäbchenadaptation zugeschrieben — beide Teile können pupillographisch ebensogut wie visuell bestimmt werden.

Abbildung 7 ist ein Beispiel für mögliche klinische Anwendungen der Pupillographie: Die pupillographische Perimetrie (Gesichtsfeldbestimmung). Der Patient litt an einem zentralen Skotom (zentraler Gesichtsfeldausfall), hervorgerufen durch retrobulbäre Neuritis. Das obere Diagramm ergibt die

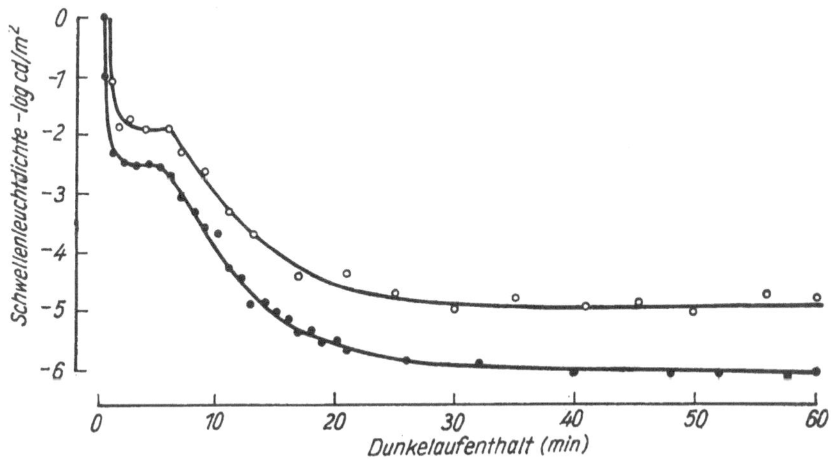

Abb. 6. Dunkeladaptationskurve des menschlichen Auges. Bei t = 0 Ende der Helladaptation von 10 min Dauer an 3000 cd/m². Kreise: pupillomotorische Schwelle; Punkte: sensorische Schwelle bei der gleichen Versuchspersonen (aus ALEXANDRIDIS 1971)

Diagnose auf der Basis der subjektiven Angaben des Patienten bei der Ausmessung mit dem Perimeter nach GOLDMANN. Die untere Kurve stellt das Profil der pupillomotorischen Erregbarkeit entlang dem Meridian 0 Grad dar. Zwischen 5 Grad nasal und 20 Grad temporal sind keine Reflexe auslösbar, in diesem Bereich besteht ein Skotom. Abbildung 8 zeigt, daß man auf diese Weise auch den Einfluß der Adaptation auf die pupillomotorische Schwelle verfolgen kann. Während bei Dunkeladaptation die Schwelle in der Fovea centralis höher ist als in der Umgebung, kehren sich die Verhältnisse bei zunehmender Helladaptation allmählich um. Die empfindlichste Stelle für die Auslösung des Reflexes wird die Fovea. Aus diesem Befund kann man schlußfolgern: Sowohl Stäbchen als auch Zapfen können Rezeptoren für die Auslösung des Lichtreflexes der Pupille sein. Unter skotopischen Bedingungen (oben) sind die Stäbchen wichtiger, unter photopischen Bedingungen die Zapfen. Da das beim Sehen genauso ist, handelt es sich um ein weiteres Indiz für die Identität von sensorisch und pupillomotorisch wirksamen lichtempfindlichen Elementen der Netzhaut. Noch deutlicher drückt sich diese Übereinstimmung

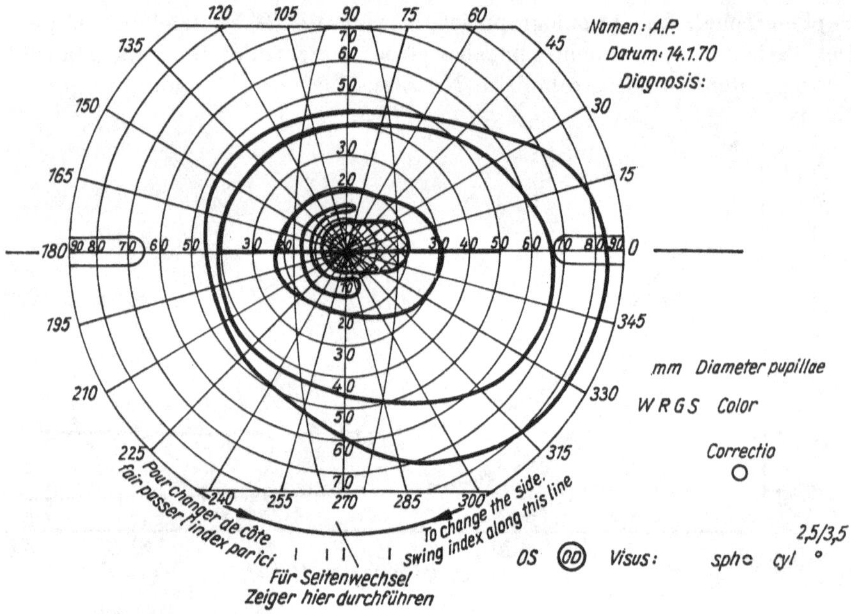

Object	
No.	mm²
0	1/16
I	1/4
II	1
III	4
IV	16
V	64
No.	Reist. Intens.
1	0,0315
2	0,100
3	0,315
4	1,00

Reist. Intens.

No (Object)	4	3	2	1
0				
I	X	X	X	
II				
III				
IV	X			
V				

a)

Abb. 7. Pupillomotorische Perimetrie. Der obere Teil der Abbildung zeigt die mit dem Perimeter nach GOLDMANN bestimmten Gesichtsfeldausfälle (zentrales Skotom bei retrobulbärer Neuritis). Auf Seite 13 oben ist das Profil der pupillomotorischen Erregbarkeit entlang dem Meridian 0° abgebildet. Das Skotom ist auch hier eindeutig erkennbar (aus ALEXANDRIDIS)

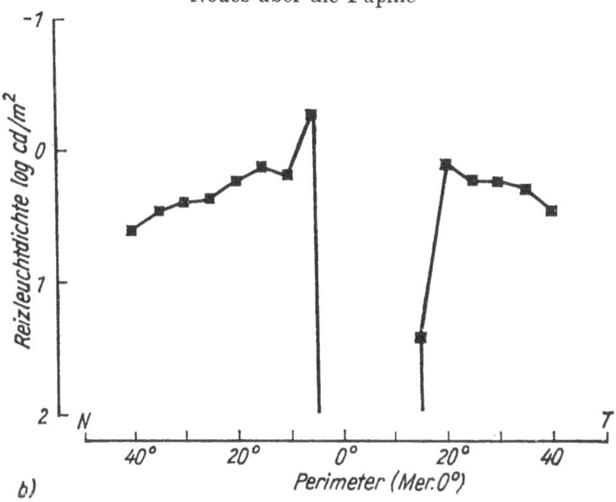

Abb. 7b

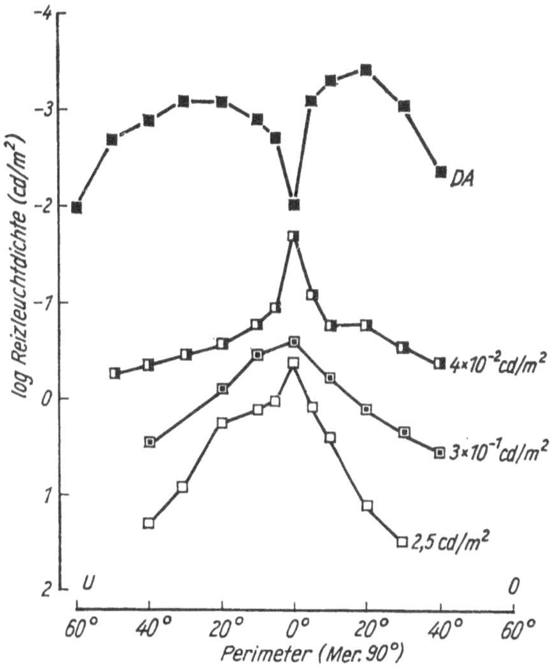

Abb. 8. Profil der pupillomotorischen Erregbarkeit entlang dem Meridian 90° bei verschiedener Adaptation. Es wird deutlich, daß mit zunehmender Helladaptation nicht nur die Erregbarkeit insgesamt geringer wird, sondern daß sich auch das Verhältnis der Empfindlichkeiten von Peripherie und Zentrum gegenüber dem dunkeladaptierten Zustand umkehrt (aus ALEXANDRIDIS)

in Abbildung 9 aus. Hier wurde die spektrale Empfindlichkeit unter skotopischen (oben) und unter photopischen Bedingungen (unten) aufgezeichnet. Die obere Kurve wurde am dunkeladaptierten Auge erhalten. Die Punkte sind Mittelwerte für die pupillographische Schwelle aus in mehreren Messungen an drei Versuchspersonen erhaltenen Einzelwerten. Die ausgezogene Kurve gibt die sensorische Spektralempfindlichkeit bei Dunkeladaptation wieder,

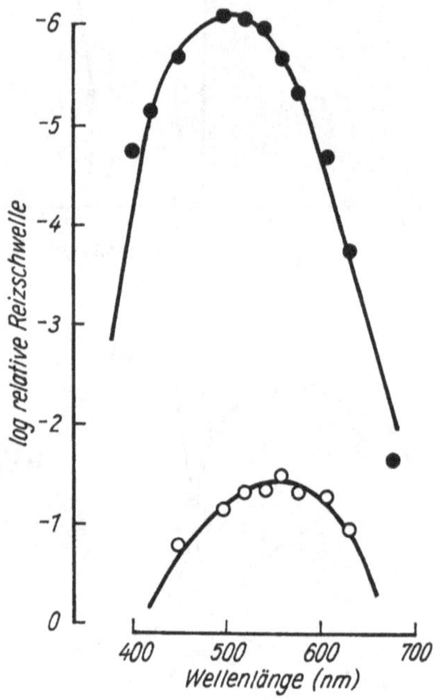

Abb. 9. Spektrale Verteilung der pupillomotorischen Empfindlichkeit bei skotopischem (oben) und photopischem Sehen. Punkte: pupillomotorische Schwelle bei Dunkeladaptation, Kreise: pupillomotorische Schwelle bei Adaptation an 7 cd/m². Die ausgezogenen Kurven bedeuten: oben die sensorische skotopische Spektralempfindlichkeit (festgelegt durch die Commision international de l'Eclairage), unten photopische Empfindlichkeitskurve der peripheren Zapfen (aus ALEXANDRIDIS)

wie sie 1957 durch die Commision internationale de l'Eclairage festgelegt wurde. Die untere Kurve ergab sich bei Adaptation an 7 cd/m². Die Kreise, wieder Mittelwerte, sind die pupillomotorischen Schwellenwerte. Die Kurve gibt die Schwelle der peripheren Zapfen (nach WALD, 1945) wieder. Aus der außerordentlich guten Übereinstimmung zwischen pupillomotorisch und sensorisch gemessenen spektralen Empfindlichkeitskurven kann man endgültig auf die Identität der pupillomotorisch und sensorisch wirksamen Rezeptoren schließen. Es lösen offenbar diejenigen Rezeptoren den Pupillenreflex aus, die entsprechend den herrschenden Bedingungen in Tätigkeit sind: unter skotopischen Bedingungen die Stäbchen und unter photopischen Bedingungen die Zapfen.

Ein Beispiel für die Untersuchung des Pupillensystems im überschwelligen Bereich gibt Abbildung 10 wieder. Es handelt sich um die „Kennlinien“

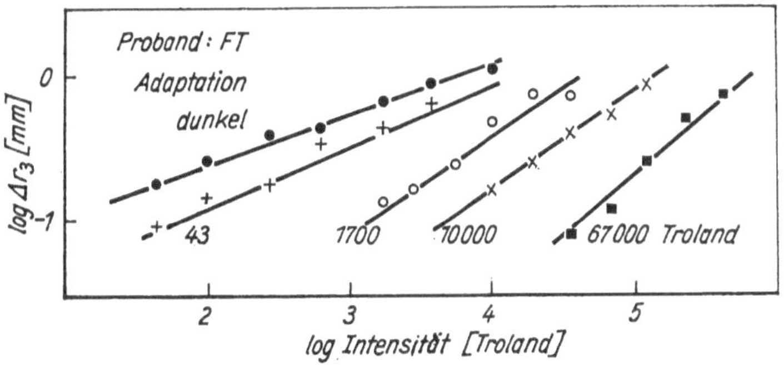

Abb. 10. Pupillenradiusänderung bei der Antwort auf Lichtsprünge unterschiedlicher Intensität (Abszisse) bei verschiedener Voradaptation. Die Geraden sind durch Regressionsrechnung gewonnene Näherungspotenzfunktionen

der Sprungantwort: Die Änderung des Pupillenradius in Abhängigkeit von der Reizstärke. Es zeigt sich, daß man den Zusammenhang zwischen diesen beiden Größen mit guter Näherung durch eine Potenzfunktion beschreiben kann. Das entspricht den Ergebnissen von STEVENS, der die Stärke der Empfindung als Potenzfunktion der Reizstärke beschreibt. Als Exponent erhielt STEVENS für das dunkeladaptierte Auge $n = 0{,}33$, für das Pupillensystem ergab sich unter den gleichen Bedingungen $n = 0{,}35$. Die Stärken der Erregung in beiden Systemen sind einander somit proportional — das Pupillensystem kann als „Anzeigeinstrument“ für die Erregung im visuellen System dienen.

2. Der Pupillarmechanismus als Regelungssystem

Der Pupillarapparat ist einer der in biokybernetischer Hinsicht bestuntersuchten biologischen Regelsysteme des menschlichen Körpers. Er dient der selbsttätigen Regelung der Intensität des ins Auge einfallenden Lichtes und stellt in struktureller wie in funktioneller Betrachtung ein vollständiges Analogon zum technischen Regelkreis dar (vgl. Abb. 11).

Die einzigartige Eignung der Pupille für experimentelle quantitative Untersuchungen unter systemtheoretischem Aspekt wird durch folgende Besonderheiten bedingt:

a) Die Regelgröße (die Leuchtdichte auf der Netzhaut) kann durch Erfassung der dieser jederzeit proportionalen Pupillenfläche durch nicht-invasive Methoden fortlaufend registriert werden. Dies geschicht ohne operativen Eingriff und ohne Rückwirkung auf das biologische System von der Körper-

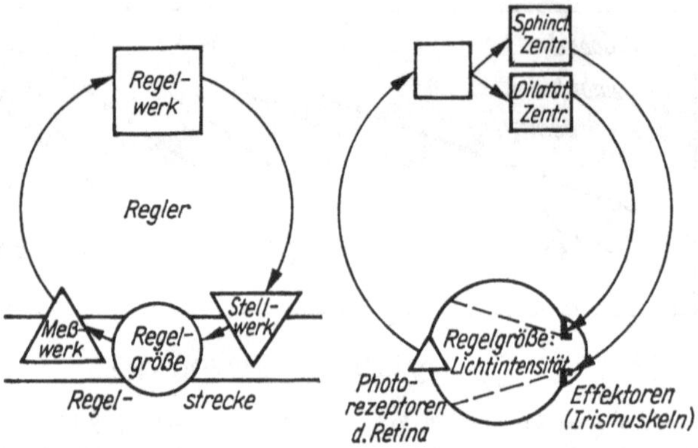

Abb. 11. Struktur- und Funktionsanalogien zwischen technischem Regelkreis (links) und Pupillarmechanismus (rechts)

oberfläche her, entweder durch kinematographische oder infrarot-reflektometrische Methodik. Es herrschen völlig physiologische Verhältnisse, und die Integrität des biologischen Regelsystems ist (etwa durch Narkose) in keiner Weise beeinträchtigt.

b) Die Eingangsgröße, der gewählte Lichtreiz, und die Ausgangsgröße, die Pupillenfläche, können physikalisch exakt registriert werden; dabei ist nicht zu befürchten, daß aufgrund der Systemzeitkonstanten die Eingangszeitfunktionen — wie bei vielen anderen Regelsystemen des Körpers — die Regelstrecke verzerrt (hinsichtlich zeitlichem Verlauf und Amplitude) erreichen.

c) Es kann der „geschlossene" und der „aufgeschnittene" Regelkreis untersucht werden, letzteres, indem man den Lichtreiz nicht diffus auf das Auge einwirken, sondern durch die kleinstmögliche Pupillenöffnung (diese beträgt 2 mm im Durchmesser) einfallen läßt. Damit wird eine Rückwirkung des Stellgliedeinflusses, d. h. der sich ändernden Pupillenweite, auf die Beleuchtung der Netzhaut — des Eingangssignals — unterbunden.

d) Wenn man an nur einem Auge einen Lichtreiz ansetzt, so macht — zumindest beim Menschen — wegen der Art der zentralen Verschaltung auch das ungereizte Auge die Lichtreaktion identisch mit (konsensuelle Reaktion). Dies erleichtert die Methodik: man kann an einem Auge reizen und am anderen registrieren.

e) Man kann sämtliche in Frage kommenden Testfunktionen zur Prüfung der linearen, quasilinearen und nichtlinearen Eigenschaften des Pupillenregelsystems zur Anwendung bringen.

Folgende dynamische Testverfahren sind im Sinne einer „black-box"-Untersuchung möglich (vgl. Abb. 12).

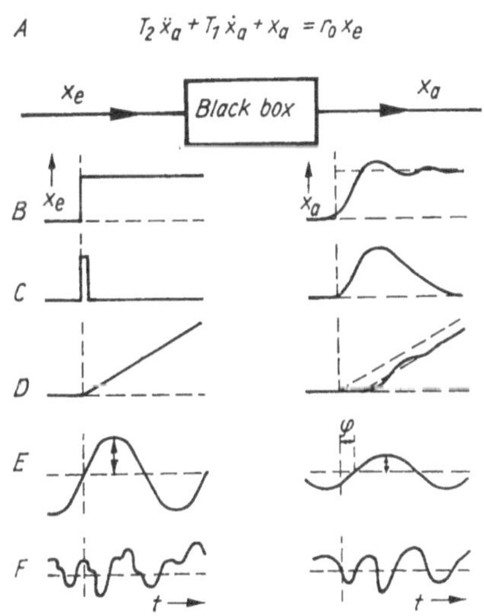

Abb. 12. Dynamische Testverfahren zur Untersuchung eines Regelungssystems

Sprungfunktion (plötzlich einsetzende Dauerbeleuchtung, B), Impulsfunktion (Lichtblitz, C), Rampenfunktion (D), Frequenzgangsbestimmung (E). Bei der Frequenzgangsbestimmung ist das Eingangssignal ein Sinus mit veränderlicher Frequenz. Das Ausgangssignal ist ebenfalls sinusförmig, wobei jedoch Amplitude und Frequenz gegenüber dem Eingangssignal charakteristisch verschoben sind. Beide werden in Abhängigkeit von der Frequenz gemessen und z. B. im Bode-Diagramm (vgl. unten) abgetragen. Eine weitere Möglichkeit ist die Untersuchung mit stochastischen Eingangssignalen (F). Dabei ist eine relativ komplizierte Auswertung erforderlich (Korrelationsanalyse).

Abbildung 13 zeigt eine Sprungantwort der menschlichen Pupille, wie sie von BLEICHERT und WAGNER 1957 registriert wurde. Bereits 1935 versuchte der Ophthalmologe MACHEMER diesen Verlauf durch eine Exponentialfunktion anzunähern. Er fand, daß die Zeitkonstante im Mittel 0,75 s beträgt. Man kann diese Beschreibung als ein grobes Modell des Pupillensystems betrachten. Wir werden später noch auf detailliertere Modelle zu sprechen kommen. Die Impulsantwort (Abb. 14) ist durch eine zügige Verengung, der sich sofort die

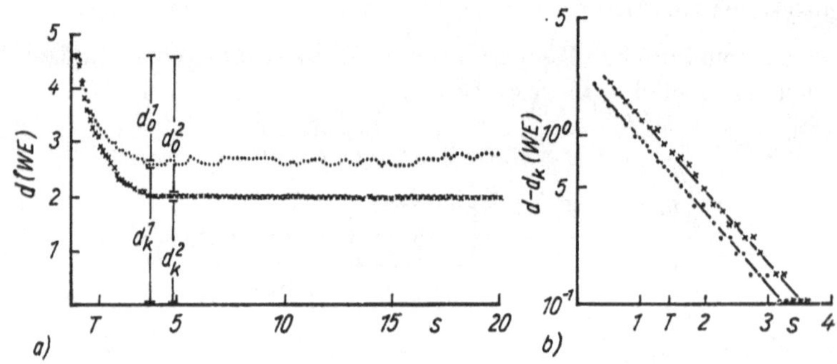

Abb. 13. Sprungantwort der menschlichen Pupille. Links: lineare Darstellung; Rechts: halblogarithmisches Raster. Während der ersten 3 Sekunden läßt sich die Pupillenbewegung gut durch eine Exponentialfunktion beschreiben (nach BLEICHERT und WAGNER 1957)

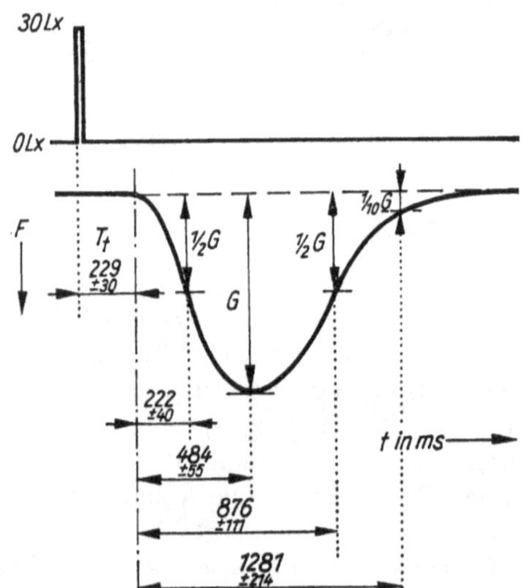

Abb. 14. Aperiodische Grundform der Impulsantwort der Pupille mit Zeitkennwerten, Reize 0,01 s, 30 lx

etwas langsamere Wiedererweiterung anschließt, gekennzeichnet. Diese Reaktion werden wir im 3. Kapitel genauer analysieren. Sinusförmig schwankendes Reizlicht (Abb. 15) verursacht periodische Schwankungen der Pupillenweite, die jedoch aufgrund der Nichtlinearitäten des Systems von der Sinusform abweichen. Durch Messung der Amplitude und der Phasenverschiebung gegenüber dem Reizlicht erhält man die in Abbildung 16 dargestellten BODE-Diagramme, die erstmalig 1957 nahezu gleichzeitig von 4 voneinander unabhängigen Autorengruppen ermittelt wurden.

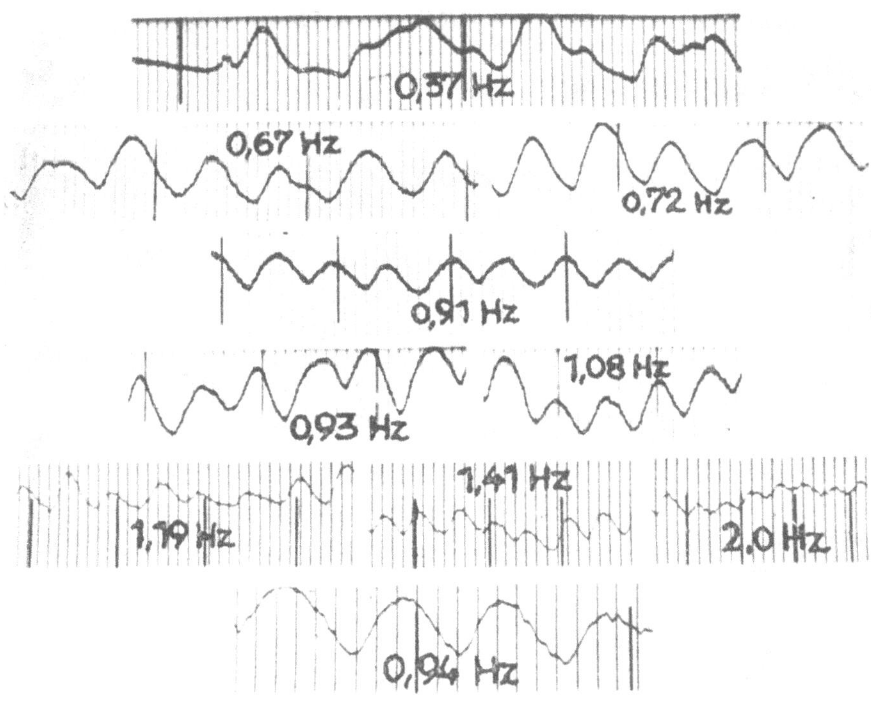

Abb. 15. Antworten der Pupille auf sinusförmige Schwankungen der Beleuchtungsstärke Zeitschreibung: 0,1 s. Die dicken senkrechten Striche markieren jedes zweite Beleuchtungsstärkeminimum.

Die Amplituden nehmen mit steigender Frequenz ab. Bei etwa 1 bis 1,2 Hz ist bei manchen Personen eine Resonanzüberhöhung zu beobachten. Das Phasendiagramm zeigt ein zunehmendes Nachhinken der Antwort. Bei einer Reizlichtfrequenz von etwa 1,2 Hz beträgt das Nachhinken 180 Grad; d. h. gerade dann, wenn das Licht am hellsten ist (und die Netzhaut vor greller

Beleuchtung geschützt werden sollte), hat die Pupille ihre größte Weite. Hier geschieht „biologischer Unsinn“, es ist die „schwache Stelle“ des Reglers. Tatsächlich hat es auf Grund von Blendung bei Belichtung mit dieser Frequenz schon tödliche Unfälle gegeben. Bei Licht-Schatten-Wechsel, Blink- oder Flimmerlicht am Arbeitsplatz oder im Straßenverkehr sollten die Frequenzen entweder unterhalb 0,5 Hz oder oberhalb 2,5 Hz liegen.

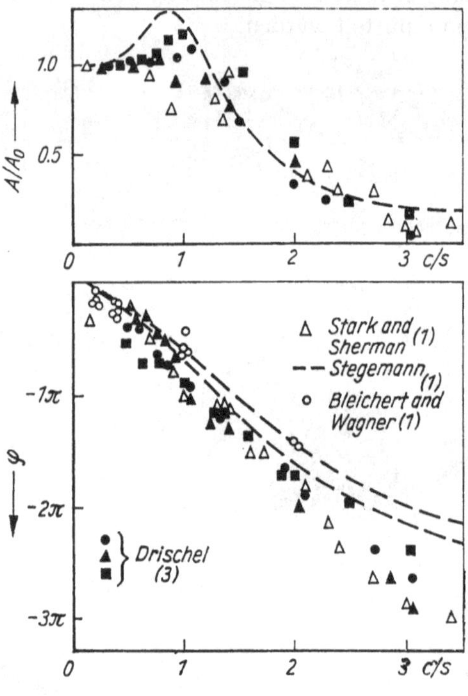

Abb. 16. BODE-Diagramm der menschlichen Pupille, zusammengestellt nach Publikationen von vier unabhängigen Autorengruppen. Oben: Abhängigkeit der Amplitude von der Frequenz; Unten: Abhängigkeit der Phasenverschiebung zwischen Reiz und Reaktion von der Frequenz

Ziel aller dieser Untersuchungen ist es letztlich, einen Katalog von input-output-Beziehungen herzustellen, der als Basis für die Aufstellung eines „Modells“ des Regelsystems dienen soll. Das geschieht durch geeignete mathematische Formulierungen bzw. durch Simulierung auf Rechenanlagen. Das Modell soll das biologische Vorbild hinsichtlich der untersuchten Eigenschaften möglichst getreu nachbilden. Der heuristische Wert solcher Modelle ist beträchtlich. In Abbildung 17 sind einige Versuche dargestellt, mit den mathematischen Hilfsmitteln der Regelungs- und Systemtheorie den Pupillarmechanismus zu approximieren. Eines der von STARK erdachten Modelle zeigt Abbildung 18. Es beschreibt das Pupillensystem als ein System 3. Ordnung, dem verschiedene Nichtlinearitäten hinzugefügt wurden. Dieses Modell ist in der Lage, das over-all-Verhalten des Pupillensystems recht gut zu beschreiben. Darüber hinaus wurde bei dem in Abbildung 19 angegebenen Modell der Ver-

L. STARK and P.M. Sherman:

$$G(s) = \frac{0{,}16e^{-0{,}18s}}{(1+0{,}1s)^3}$$

M. CLYNES

$$\frac{\mathcal{D}}{\mathcal{L}} = \frac{-b \cdot e^{-T_5 s}}{(1+T_4 s)} + \Omega \frac{-a \cdot e^{-T_3 s}}{(1+T_1 s)(1+T_2 s)}$$

$$D + T_4 \frac{dD}{d(t+T_5)} + bL = 0$$

$$D + (T_1 + T_2) \frac{dD}{d(t+T_3)} + T_1 T_2 \frac{d^2 D}{d(t+T_3)^2} + a\left[\frac{dL^+}{dt}\right] = 0$$

Abb. 17. Ansätze zur Modellierung des Pupillensystems in Form der Übertragungsfunktionen. Das CLYNESsche Modell enthält eine spezifische Nichtlinearität: $\Omega = 1$ für steigende, $\Omega = 0$ für fallende Lichtintensität. Die Zeilen 3 und 4 stellen die beiden Fälle des CLYNESschen Modells in Differentialgleichungsschreibweise dar

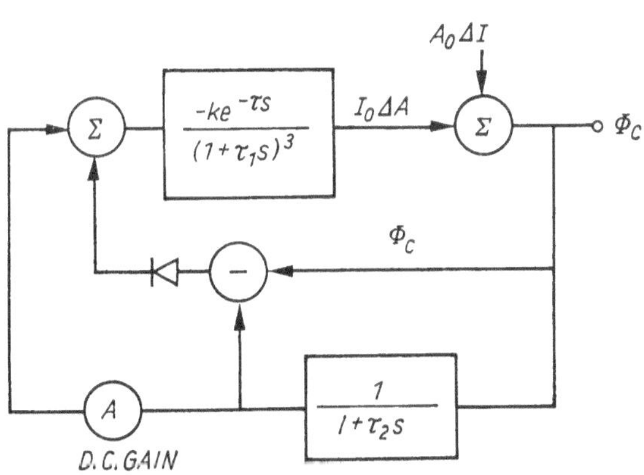

Abb. 18. Blockdiagramm eines weiteren Modells von STARK. Gegenüber der in Abbildung 17 angegebenen Gleichung wurde die Asymmetrie des Pupillensystems berücksichtigt.

such unternommen, alle vorhandenen Subsysteme (Nezthaut, Irismuskulatur, Zentralnervensystem) in ihrem Zusammenhang darzustellen. Diese Art der Modellierung gestattet Aussagen zu Fragen der Struktur des Gesamtsystems und zu den Eigenschaften seiner Elemente, wie sie die physiologische Forschung zu gewinnen bestrebt ist. Auf dieser Ebene dürfte die zukünftige Bedeutung solcher Modelle zu suchen sein.

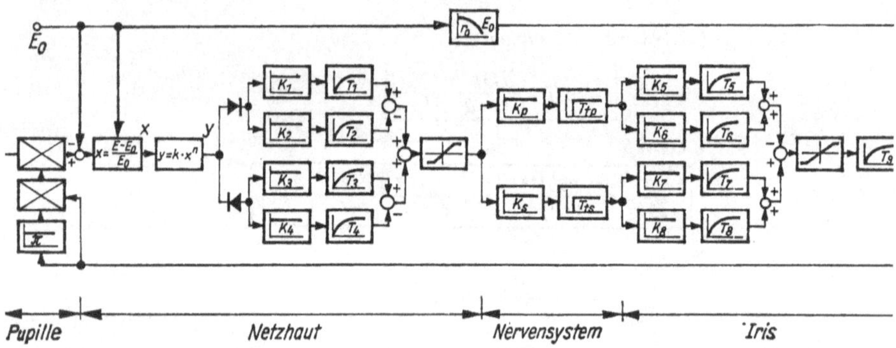

Abb. 19. Blockschaltbild des Pupillenmodells nach Thoss. Im Unterschied zu den vorher beschriebenen Modellen wird hier versucht, die Eigenschaften des Gesamtsystems auf die näherungsweise beschreibbaren Eigenschaften der Teilsysteme zurückzuführen.

3. Die Pupillokinetik als Indikator für Balanceschwankungen im vegetativen Nervensystem

Die Pupillokinetik ist ein außerordentlich feiner Indikator für Balanceschwankungen der beiden Partner des vegetativen Nervensystems, des Sympathikus und des Parasympathikus. Der schweizer Physiologe und Nobelpreisträger W. R. Hess hat dem sympathischen Teilsystem die Rolle des „ergotropen" Funktionspartners zugeteilt, d. h. dieser ist gerichtet auf Förderung der allgemeinen Energieentfaltung und Umstellung des gesamten Organismus auf animalisch-physische Leistung zur Auseinandersetzung mit seiner Umwelt. Demgegenüber wird der Parasympathikus als „trophotropes" System bezeichnet und dient der Wiederherstellung des verausgabten Energiepotentials; ihm unterstehen alle Vorgänge der Erholung, des Wiederaufbaus von Reserven, der Verdauung, des Schlafs usw.

Das Gleichgewicht zwischen Sympathikus und Parasympathikus läßt sich experimentell durch sogenannte vegetativ wirksame Pharmaka verschieben. An der Pupille können solche Mittel entweder perkonjunktival oder aber allgemein (z. B. peroral, d. h. durch den Mund, bzw. intravenös) verabfolgt werden. Perkonjunktival erfolgt die Anwendung durch Einträufeln einer entsprechenden Lösung in den Bindehautsack des Auges; durch Diffusion und über die Blutgefäße gelangen die Wirkstoffe dann an die Übertragungsstellen

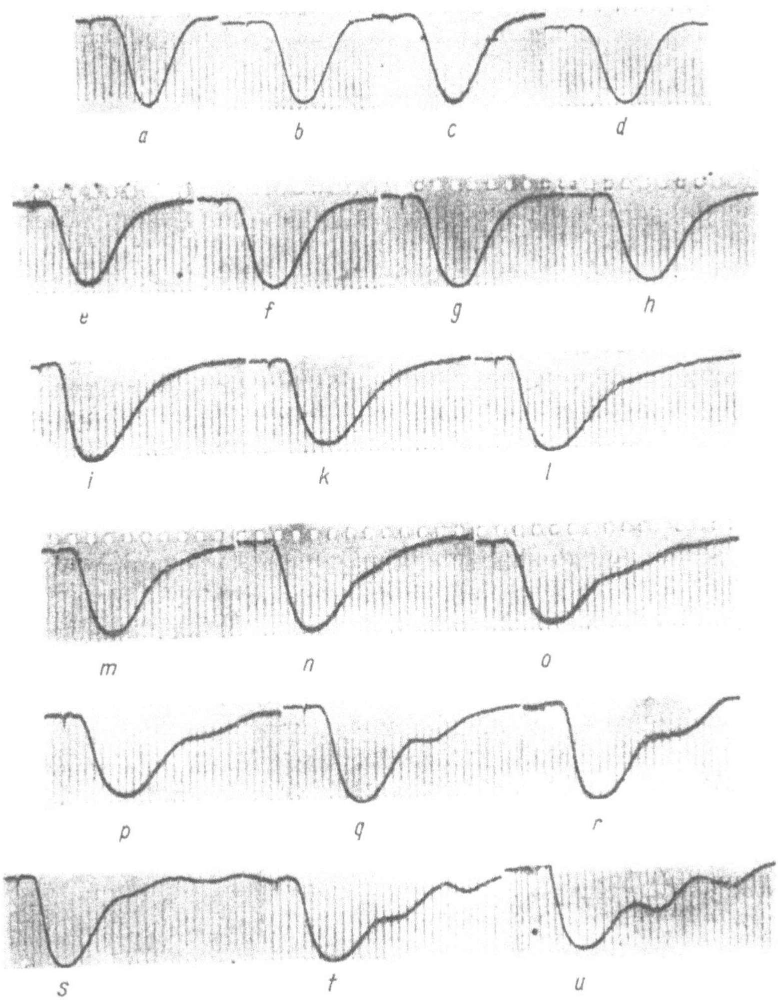

Abb. 20. Interindividuelle Unterschiede in der Dynamik der Impulsantwort der menschlichen Pupille. Mit raschen („hyperkinetisch") beginnend, zeigt die Abbildung zunehmend langsamere Abläufe. Am Ende stehen deutlich „hypokinetische" Reflexe. Jede Antwort stammt von einer anderen Versuchsperson. Reiz war immer ein Impuls von 0,01 s Dauer und 30 lx Beleuchtungsstärkeänderung

zwischen den Nervenendigungen und den Muskelfasern und verändern die Erregungstransmission. Bei intravenöser Applikation werden zusätzlich auch die pupillenregulierenden Zentren und andere Übertragungsstellen mit erfaßt. Besonders übersichtlich sind die Verhältnisse, wenn man sogenannte „mimetika" verwendet, d. h. Pharmaka, welche die Wirkung eines der beiden Partner nachahmen, indem sie dessen Erregung steigern, ohne die Erregbarkeit des anderen Partners zu verändern, also nicht zu dämpfen oder zu lähmen. Man unterscheidet Sympathikomimetika, z. B. Ephedrin, Ephetonin, Sympatol

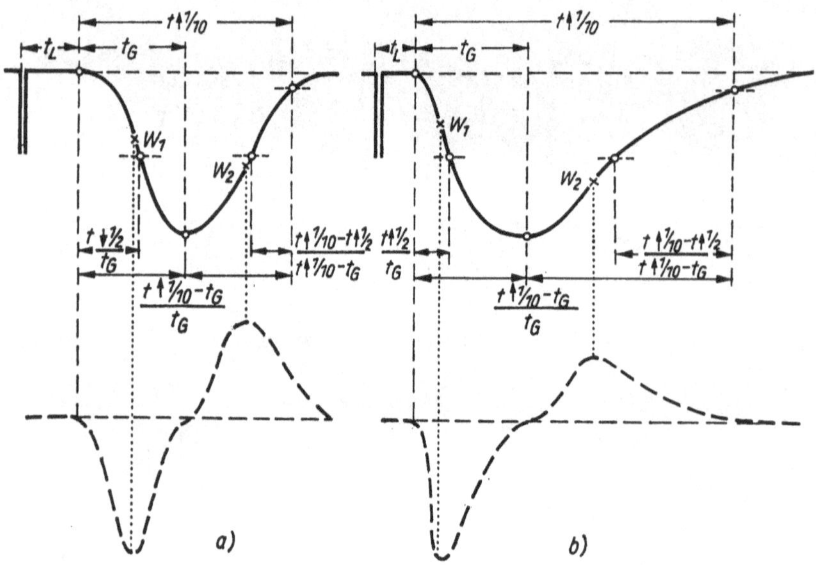

Abb. 21. Extremtypen der Impulsantwort der Pupille mit den zur Quantifizierung der Dynamik eingeführten Kennwerten (oben). Unten: Differentialquotient der Pupillenbewegung

usw., und Parasympathikomimetika, z. B. Physostigmin, Pilokarpin usw. Die Wirkungen bei lokaler Anwendung am Auge sowie bei allgemeiner Applikation sind im Prinzip gleichartig.

Der Tonus der Partner im vegetativen Nervensystem findet zunächst seinen Ausdruck in der absoluten Pupillenweite: Hoher Sympathikustonus hat eine weite, hoher Parasympathikustonus eine enge Pupille zur Folge. Man kann die Tonusbalance jedoch, wie schon erwähnt, sehr empfindlich an der Dynamik von Pupillenantworten auf Lichtimpulse ablesen. Bei der Untersuchung einer großen Zahl (ca. 500) von Probanden aus allen Bevölkerungsgruppen zeigte sich, daß die Dynamik sehr große Unterschiede aufweist (vgl. Abb. 20). Die

Palette reicht von sehr kurzen Antworten mit rascher Erweiterung und rascher Verengung („hyperkinetischer Typ“) bis zu sehr in die Länge gezogenen Antworten mit relativ rascher Verengung, aber sehr langsamer Erweiterung („hypokinetischer Typ“). Im Extremfall treten während der Erweiterungsphase sogar gedämpfte Schwingungen auf. In Abbildung 21 sind die beiden Extremtypen schematisch dargestellt. Um die Unterschiede in der Dynamik noch deutlicher werden zu lassen, ist in der unteren Spur die Ableitung der Impulsantworten eingezeichnet. Die angegebenen Kennwerte können zur Erfassung

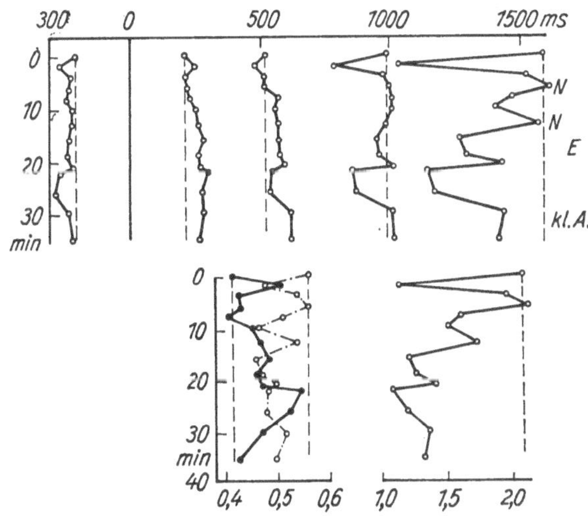

Abb. 22. Änderung der Pupillendynamik bei Gabe von 25 mg Ephedrin (Sympathikomimetikum). Dargestellt sind die in Abbildung 21 eingeführten Kennzeiten und Kennwertquotienten. Es wird eine Folge von Tonusschwankungen ausgelöst, insgesamt dominiert eine Verschiebung in Richtung auf die hyperkinetische Verlaufsform

der Dynamik dienen. Als am aussagekräftigsten erwies sich die sogenannte Zehntelwertszeit der Wiedererweiterung. Das ist die Zeit, zu der die Abweichung vom Ausgangswert nur noch 10% des Maximalwertes beträgt. Es ließ sich zeigen, daß vegetativ wirksame Pharmaka eine Veränderung der Dynamik verursachen. Beispiele dafür sind die Abbildungen 22 und 23. Wenn man einer Versuchsperson 25 mg Ephedrin (ein Sympathikomimetikum) injiziert, ändert sich die Dynamik der Pupillenantworten in Richtung auf die hyperkinetische Verlaufsform. Dabei erfolgt diese Änderung nicht monoton in einer Richtung, vielmehr wird, wie z. B. Abbildung 22 deutlich zeigt, eine Folge von Tonusschwankungen ausgelöst. Bei Injektion von 25 mg Physostigmin (Parasympathikomimetikum) beobachtet man umgekehrt eine Verschiebung der Pupillenkennzeiten in Richtung auf die hypokinetische Verlaufsform. Man darf aus diesen Befunden den Schluß ziehen, daß ein hyperkinetischer Verlauf für einen relativ hohen Sympathikustonus, ein hypokinetischer Verlauf für einen relativ hohen Parasympathikustonus spricht. Durch Ermitteln der Kennzeiten gewinnt man somit eine Aussage über die Tonuslage im vegetativen Nervensystem.

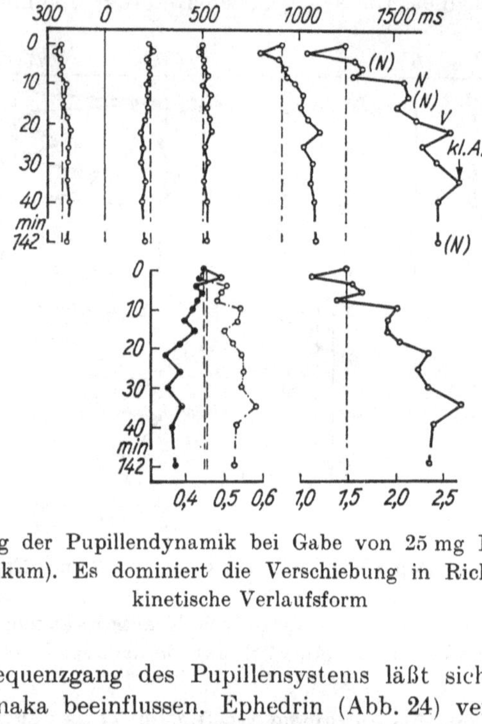

Abb. 23. Änderung der Pupillendynamik bei Gabe von 25 mg Physostigmin (Parasympathikomimetikum). Es dominiert die Verschiebung in Richtung auf die hypokinetische Verlaufsform

Auch der Frequenzgang des Pupillensystems läßt sich durch vegetativ wirksame Pharmaka beeinflussen. Ephedrin (Abb. 24) verursacht eine Abschwächung der bei 1 Hz vorliegenden Resonanzüberhöhung des Amplitudengangs. Der Phasengang wird steiler, d. h. die Phasenverschiebung nimmt unter der Wirkung des Pharmakons zu. Bei Gabe von Physostigmin (Abb. 25) sind die Effekte umgekehrt: Die Resonanzüberhöhung nimmt zu und der Phasengang ab, beides ein Zeichen für eine Verringerung der Dämpfung des Systems. Insgesamt ergeben sich folgende interessante und wichtige Feststellungen:

1. Die Pupillokinetik reagiert außerordentlich empfindlich, d. h. bei sehr kleinen Wirkstoffmengen, bei welchen eine Änderung der statischen Pupillenweite noch nicht zu beobachten ist.

2. Der Wirkungseintritt eines Pharmakons — die Gesamtwirkung kann über Stunden anhalten — erfolgt meist nicht monoton in einer Richtung fortschreitend, sondern oft in phasischem Verlauf, an welchem man die gegenregulatorischen Anstrengungen des anderen Partners ablesen kann.

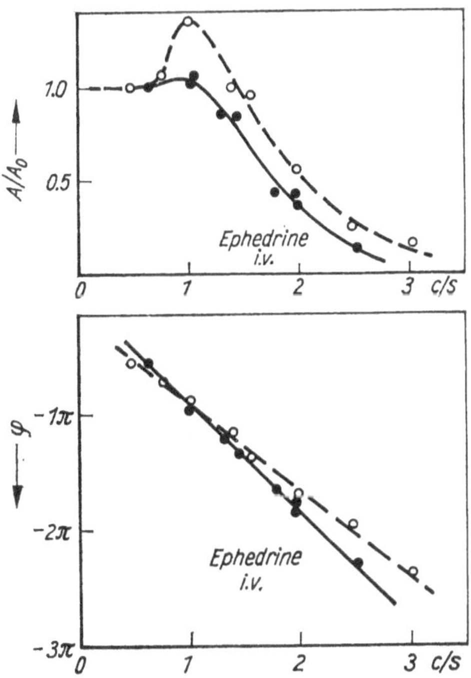

Abb. 24. Der Einfluß eines Sympathikomimetikums auf das BODE-Diagramm. Kreise: vor Gabe des Pharmakons; Punkte: nach Injektion von 25 mg Ephedrin

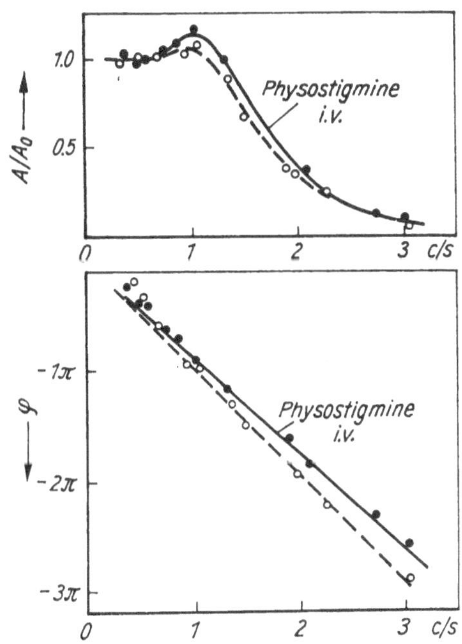

Abb. 25. Der Einfluß eines Parasympathikomimetikums auf das BODE-Diagramm. Punkte: nach Injektion von 20 mg Physostigmin

3. Umgekehrt können die spontanen Änderungen der Pupillokinetik als sehr fein ansprechender Indikator für natürliche Balanceschwankungen im vegetativen Nervensystem bei verschiedensten physiologischen und pathologischen Zuständen dienen. Wir haben z. B. Untersuchungen bei künstlichem Fieber, bei körperlicher Arbeit, bei Kohlensäure-Rückatmung, bei Zuckerkrankheit, bei Vorstadien von Glaukom usw. durchgeführt.

Ein Beispiel für eine solche Anwendung der Pupillographie gibt Abbildung 26 wieder. Die Schwankungen der Zehntelwertszeit des Wiederanstiegs im Tagesverlauf ist als Aufeinanderfolge von Phasen mit erhöhtem Sympathikustonus bzw. Parasympathikustonus zu interpretieren. Nach den Vorstellungen von HESS (Sympathikus-ergotrope Einstellung, Parasympathikus-trophotrope Einstellung) kann man diese Abbildung als quantitative Analyse der Aktivitätszustände des menschlichen Organismus im Tagesverlauf betrachten. Interessanterweise bleibt der Ablauf auch unter Inversionsbedingungen erhalten (rechts). Es ändert sich lediglich das Ausmaß der Schwankungen.

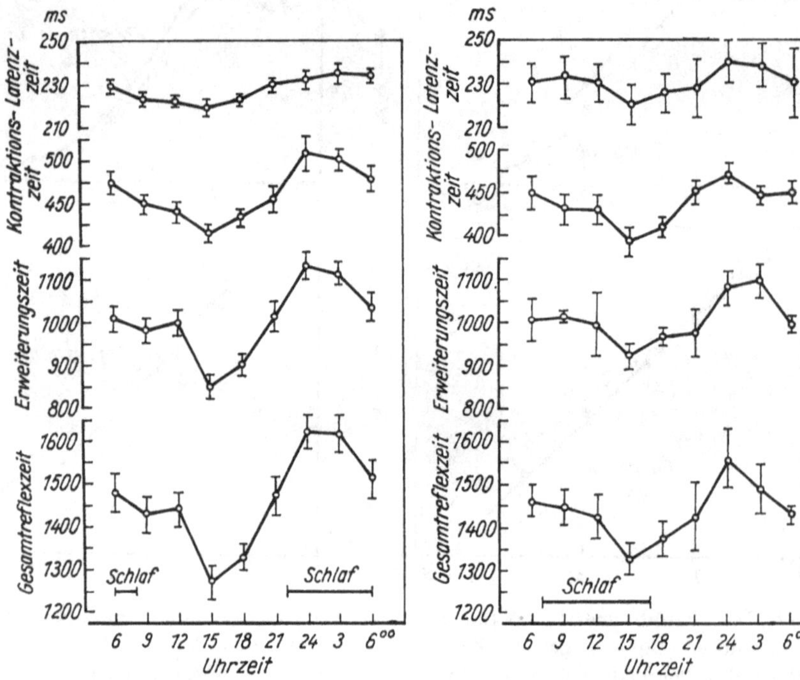

Abb. 26. Die Kennzeiten der Pupillendynamik im Tagesgang (Mittelwerte aus 16 Tagesperioden von 7 Versuchspersonen). Rechts: das Gleiche unter Inversionsbedingungen (4 Tagesperioden von 2 Versuchspersonen) (aus TIEDT).

Die angeführten Beispiele zeigen, daß die Pupillographie gegenwärtig eine Reihe wichtiger Anwendungen erfährt. Das Interesse, das die Gelehrten bereits seit dem Altertum an der Pupille genommen haben, findet zur Zeit seinen Ausdruck in dem Versuch, mit einer quantitativen Analyse der Pupillenreaktion Zugang zu wichtigen sensorischen und Regulationssystemen des menschlichen Organismus zu erhalten.

LITERATUR

ALEXANDRIDIS, E. (1971) Pupillographie, Dr. A. Hüthig Verlag, Heidelberg

BLEICHERT, A., R. WAGNER (1957). Versuche zur Erfassung des Pupillenspiels als Regelungsvorgang. Z. f. Biol. **109**, 70–80

CLYNES, M. (1961). Unidirectional rate sensitivity: A biocybernetic law of reflex and humoral systems as physiologic channels of control and communication. Ann. N. Y. Acad. Sci. **92**, 946–969

CROSBY, E. C., T. HUMPHREY and E. W. LAUER (1962). Correlative anatomy of the nervous system. New York, The Mac Millen Company

DIETRICH, C. E. (1973). Die Feinstruktur von M. sphincter und dilatator und ihre Innvervation in der menschlichen Iris. In: E. Dodt und K. E. Schrader (Hrsg.): Die normale und die gestörte Pupillenbewegung, München

DRISCHEL, H. (1957). Untersuchungen über die Dynamik des Lichtreflexes der menschlichen Pupille. Pflüg. Arch. ges. Physiol. **264**, 145–190

DRISCHEL, H. (1957). Der Pupillarmechanismus des Menschen als schwingungsfähiges System. Pflüg. Arch. ges. Physiol. **266**, 71

DRISCHEL, H. (1960). Die Anwendung regeltheoretischer Prüfverfahren an der menschlichen Pupille. I. Int. Kongreß f. medizinische Kybernetik, Neapel

DRISCHEL, H. (1967). Kybernetik und biologisch-medizinische Forschung. Forschungen u. Fortschr. **41**, 65–72

MACHEMER, H. (1935). Beiträge zur Physiologie und Pathologie der Pupille. II. Mitteilung: Über den Ablauf des normalen Lichtreflexes. Klin. Mbl. Augenheilkd. **94**, 305–319

SOBEL, I., L. STARK (1962). Re-evaluation of the pupil system. Quart. Rept. Electronics **66**, 412–419

STARK, L., P. SHERMAN (1957). A servoanalytic study of consensual pupil reflex to light. J. Neurophysiol. **20**, 17–26

STEGEMANN, J. (1957). Über den Einfluß sinusförmiger Leuchtdichteschwankungen auf die Pupillenweite. Pflüg. Arch. ges. Physiol. **264**, 113–122

STEVENS, S. S. (1957). On the psychophysical law. Psychol. Rev. **64**, 153–181

STEVENS, S. S. (1970). Neural events and the psychophysical law. Science **170**, 1043–1050

THOSS, F. (1972). Der Pupillarapparat des Menschen. In: Einführung in die Biokybernetik (Hrsg. H. Drischel). Akademie-Verlag, Berlin

THOSS, F., S. BOUZRINA (1975). The influence of adaptation and field area on the exponents of Stevens' power functions at the light reaction of human pupil. Vis. Res. **16**, 317–320

TIEDT, N. (1963). Die 24 Stunden-Rhythmik der Kinetik des Lichtreflexes der menschlichen Pupille. Pflüg. Arch. ges. Physiol. **277**, 458–472

WALD, G. (1945). Human vision and the spectrum. Science **101**, 653–658

SITZUNGSBERICHTE DER SÄCHSISCHEN AKADEMIE DER WISSENSCHAFTEN ZU LEIPZIG

MATHEMATISCH-NATURWISSENSCHAFTLICHE KLASSE

Band 109

Heft 1 Prof. Dr. ERICH RAMMLER, Über die Theorien der Braunkohlenbrikettentstehung
1970. 38 Seiten – 13 Abb., davon 2 auf 2 Tafeln – 8° – M 4,–

Heft 2 Prof. Dr. WOLFGANG TUTSCHKE, Stammfunktionen komplexwertiger Funktionen
1970. 20 Seiten – 8° – M 3,70

Heft 3 Dr. habil. GÜNTHER EISENREICH, Zur Syzygientheorie und Theorie des inversen Systems perfekter Ideale und Vektormodule in Polynomringen und Stellenringen 1970. 88 Seiten – 8° – M 10,80

Heft 4 Prof. Dr. med. ROLF EMMRICH, Hochdruck und Hyperlipidämie (Hypercholesterinämie) als Risikofaktoren für die Entstehung der Arteriosklerosen
1971. 23 Seiten – 10 Abbildungen – 4 Tabellen – 8° – M 3,90

Heft 5 Prof. Dr. HANS DRISCHEL, Biologische Rhythmen
1972. 57 Seiten – 31 Abbildungen – 1 Tabelle – 8° – M 6,60

Heft 6 Prof. Dr.-Ing. Dr. h. c. KURT SCHWABE, Konzentrierte Elektrolytlösungen – Thermodynamische und kinetische Eigenschaften 1972. 49 Seiten – 27 Abbildungen – 2 Tabellen – 8° – M 7,50

Heft 7 Prof. Dr. WOLFGANG TUTSCHKE, Konstruktion von globalen Lösungen mit vorgeschriebenen Singularitäten bei partiellen komplexen Differentialgleichungssystemen 1972. 24 Seiten – 8° – M 4,50

Band 110

Heft 1 Prof. Dr. h. c. PAUL GÖRLICH, Über die Laser und ihre Anwendung
1972. 24 Seiten – 8° – M 2,30

Heft 2 Prof. Dr. HASSO ESSBACH, Zum Problem der Tumoren im Kindesalter
1972. 24 Seiten – 11 Abbildungen auf 10 Kunstdrucktafeln – 8° – M 6,–

Heft 3 Prof. Dr. med. WALTER BREDNOW, Zur Anthropologie des Schwindels
1973. 17 Seiten – 2 Abbildungen auf 2 Kunstdrucktafeln – 8° – M 2,50

Heft 4 Prof. Dr. h. c. PAUL GÖRLICH, Betrachtungen über den Wissenschaftlichen Gerätebau
1972. 39 Seiten – 8° – M 3,–

Heft 5 Prof. Dr. ERICH RAMMLER, Einige Betrachtungen über Erdgas
1974. 43 Seiten – 8 Abbildungen – 3 Tabellen – 8° – M 4,50

Heft 6 Prof. Dr. GUSTAV E. R. SCHULZE, Zur Rolle des Einfachheitsprinzips im physikalischen Weltbild
1974. 23 Seiten – 4 Abbildungen – 8° – M 2,50

Heft 7 Prof. Dr. med. ROLF EMMRICH, Zwischen Leben und Tod. Ärztliche Probleme der Thanatologie
1974. 22 Seiten – 2 Abbildungen – 4 Tabellen – 8° – M 3,50

Band 111

Heft 1 Prof. Dr. WILHELM MAIER, Vom Erbe Bernhard Riemanns 1975. 16 Seiten – 8° – M 2,50

Heft 2 Prof. Dr. med. HANS DRISCHEL, Organismus und geophysikalische Umwelt
1975. 50 Seiten – 25 Abbildungen – 1 Tabelle – 8° – M 7,–

Heft 3 Prof. Dr. MARIA HASSE, Zum Begriff des allgemeinen Produkts von Kategorien
1975. 32 Seiten – 8° – M 5,–

Heft 4 Prof. Dr.-Ing. Dr. h. c. KURT SCHWABE, Analytische Probleme des Umweltschutzes
1975. 28 Seiten – 9 Abbildungen – 2 Tabellen – 8° – M 3,50

Heft 5 Prof. Dr. WOLFGANG BUCHHEIM, Die kopernikanische Wende und die Gravitation
1975. 36 Seiten – 2 Farbtafeln – 8° – M 5,–

Heft 6 Prof. Dr. HERMANN BERG, Photopolarographie und Photodymamic
1975. 19 Seiten – 2 Abbildungen – 2 Tabellen – 8° – M 3,–

Heft 7 Prof. Dr. MANFRED GERSCH, Probleme der Insektizide aus heutiger Sicht
1976. 36 Seiten – 9 Abbildungen – 2 Tabellen – 8° – M 4,–

Band 112

Heft 1 Prof. Dr. WALTER BREDNOW, Spiegel, Doppelspiegel und Spiegelungen – eine „wunderliche Symbolik" Goethes
1975. 28 Seiten – 4 Abbildungen – 8° – M 3,–

Heft 2 Prof. Dr. ARTUR LÖSCHE, Über negative absolute Temperaturen. Eine Einführung
1976. 26 Seiten – 12 Abbildungen – 8° – M 4,–

Heft 3 Prof. Dr. med. HERBERT JORDAN, Kurorttherapie. Prinzip und Probleme
1976. 31 Seiten – 10 Abbildungen – 1 Tabelle – 8° – M 4,50

Heft 4 Prof. Dr. FRIEDRICH WOLF / Dr. PETER FRÖHLICH, Zur Druckabhängigkeit von Ionenaustauschreaktionen
1977. 13 Seiten – 6 Abbildungen – 1 Tabelle – 8° – M 2,–

Heft 5 Prof. Dr. DIETRICH UHLMANN, Möglichkeiten und Grenzen einer Regenerierung geschädigter Ökosysteme
1977. 50 Seiten – 20 Abbildungen – 2 Tabellen – 8° – M 6,50

Heft 6 Prof. Dr. ERICH RAMMLER, Zwei Jahrzehnte Entwicklung des Einsatzes der Energieträger Kohle und Erdöl im Weltmaßstab
1977. 29 Seiten – 6 Abbildungen – 4 Tabellen – 8° – M 4,–

Heft 7 Prof. Dr. ULRICH FREIMUTH, Umweltprobleme in der Ernährung
1977. 32 Seiten – 3 Abbildungen – 4 Tabellen – 8° – M 4,–

Band 113

Heft 1 Prof. Dr. ERICH LANGE, Allgemeingültige Veranschaulichung des II. Hauptsatzes
1978. 22 Seiten – 10 graphische Darstellungen – 8° – M 4,–

Heft 2 Prof. Dr. HERBERT BECKERT, Bemerkungen zur Theorie der Stabilität
1977. 19 Seiten – 8° – M 2,50

Heft 3 Prof. Dr. KLAUS DÖRTER, Probleme und Erfahrungen bei der Entwicklung einer intensiven landwirtschaftlichen Produktion im Landschaftsschutzgebiet des Harzes
1978. 20 Seiten – 6 Abbildungen, davon 4 farbige – 2 Tafeln auf 2 Tabellen – 8° – M 7,–

Heft 4 Prof. Dr. sc. med. HANS DRISCHEL, Elektromagnetische Felder und Lebewesen
1978. 31 Seiten – 14 Abbildungen – 2 Tabellen – 8° – M 5,–

Heft 5 Prof. Dr. MANFRED GERSCH, Wachstum und Wachstumsregulatoren der Krebse. Biologische Erkentnisse und generelle Erwägungen.
1979. 32 Seiten – 13 Abbildungen – 1 Tabelle – 8° – M 6,–

Heft 6 Prof. Dr. rer. nat. FRIEDRICH WOLF / Dr. rer. nat. URSULA KOCH, Über den Einfluß der chemischen Struktur von Dispersionsfarbstoffen auf deren Dispersionsstabilität
1979. 18 Seiten – 3 Abbildungen – 10 Tabellen – 8° – M 3,50

Heft 7 Prof. Dr. rer. nat. FRIEDRICH WOLF / Dr. rer. nat. WOLFGANG HEYER, Zur Sorption an Tetracalciumaluminathydroxisalzen
1980. 12 Seiten – 5 Abbildungen – 4 Tabellen – 8° – M 2,–

Band 114

Heft 1 Prof. Dr. HASSO ESSBACH, Morphologisches zur orthologischen und pathologischen Differenzierung und zum Anpassungs- und Abwehrvermögen der menschlichen Placenta
1980. 19 Seiten – 12 Abbildungen – 8° – M 4,–

Heft 2 Prof. Dr. med. WERNER RIES, Risikofaktoren des Alterns aus klinischer Sicht
1980. 19 Seiten – 9 Abbildungen, davon 1 Abbildung auf Tafel – 8° – M 4,–

Heft 3 Prof. Dr. OTT-HEINRICH KELLER, Anschaulichkeit und Eleganz beim Alexanderschen Dualitätssatz
1980. 19 Seiten – 8° – M 4,–

Heft 4 Prof. Dr. rer. nat. BENNO PARTHIER, Die cytologische Symbiose am Beispiel der Biogenese von Zellorganellen 1981. 29 Seiten – 16 Abbildungen – 2 Tabellen — 8° – M 6,–

Heft 5 Prof. Dr. F. WOLF / Dr. S. ECKERT / Dr. M. WEISE / Dr. S. LINDAU, Untersuchungen zur Synthese und Anwendung bipolarer Ionenaustauschharze 1980. 12 Seiten – 6 Tabellen — 8° – M 2,–

Heft 6 Prof. Dr. med. HERBERT JORDAN, Balneobioklimatologie – Eine Zielstellung im Mensch – Umwelt-Konzept 1981. 25 Seiten – 8 Abbildungen – 1 Tabelle — 8° – M 4,–

Band 115

Heft 1 Prof. Dr. rer. nat. HERMANN BERG, Wilhelm Ostwald – Erkenntnisse über die Biosphäre 1981. 36 Seiten – 7 Abbildungen – 3 Tabellen — 8° – M 6,–

Heft 2 Prof. Dr. sc. KLAUS DÖRTER, Aphorismen zur Qualität des Bewässerungswassers 1981. 32 Seiten – 11 Abbildungen – 11 Tabellen — 8° – M 6,–

Heft 3 Prof. Dr. Ing. Dr. rer. nat. h. c. PAUL GÖRLICH, Die geschichtliche Entwicklung des wissenschaftlichen Gerätebaus und seine zukünftige Bedeutung 1981. 36 Seiten — 8° – M 6,–

Heft 4 Prof. Dr. WOLFGANG BUCHHEIM, Albert Einstein als Wegbereiter nachklassischer Physik 1981. 29 Seiten — 8° – M 4,–

Heft 5 Prof. Dr.-Ing HERBERT KRUG, Die Technologie der Brikettierung von Weichbraunkohle im Lichte der Verfahrenstechnik und der besseren Nutzung dieses Energieträgers 1982. 20 Seiten – 13 Abbildungen — 8° – M 3,–

Heft 6 Prof. Dr. ERNST NEEF, Der Verlust der Anschaulichkeit in der Geographie und das Problem der Kulturlandschaft 1981. 33 Seiten — 8° – M 5,–

Band 116

Heft 1 Prof. Dr. WERNER RIES, Studium zum biologischen Alter 1982. 27 Seiten – 10 Abbildungen — 8° – M 4,–

Heft 2 Prof. Dr. RUDOLF SACHSENWEGER, Augenunabhängige optosensorische Wahrnehmungsformen 1983. 19 Seiten — 8° – M 4,–

Heft 3 Prof. Dr. HANS-GEORG SCHÖPF, Die Griechen und die Natur 1982. 62 Seiten — 8° – M 8,–

Heft 4 Prof. Dr.-Ing. JÁN BENETIN, Mathematisches Modell für das Wachstum von landwirtschaftlichen Kulturen und seine Verwertung in der quantitativen Beurteilung des Bewässerungseffektes auf die Steigerung der Ernteerträge *In Vorbereitung*

Heft 5 Prof. Dr. med. HANS DRISCHEL †, Neues über die Pupille *Vorliegendes Heft*

Einzel- oder Forsetzungsbestellungen durch eine Buchhandlung erbeten

Sitzungsberichte bis Band 108
durch das Zentralantiquariat der Deutschen Demokratischen Republik, Leipzig,
ab Band 109 durch den Akademie-Verlag, Berlin, zum Teil noch lieferbar

AKADEMIE-VERLAG

DDR-1086 Berlin, Leipziger Str. 3–4

FSC
www.fsc.org
MIX
Papier | Fördert
gute Waldnutzung
FSC® C083411

Zeitfracht Medien GmbH
Ferdinand-Jühlke-Straße 7
99095 Erfurt, Deutschland
produktsicherheit@kolibri360.de